Vægttab uden sport og slankekure

Bliv slank uden at torturere dig selv med sport og diæter - Tolv nemme trin til din drømme vægt.

Dan Hild

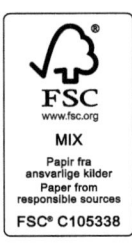

Forlag: Books on Demand GmbH, København, Danmark

Tryk: Books on Demand GmbH, Norderstedt, Tyskland

ISBN: 978-87-7170-443-3

Introduktion

Ved at bruge denne bog accepterer du fuldstændigt denne erklæring om ansvarsfraskrivelse.

Ingen råd

Denne bog indeholder information. Informationen er ikke et råd og skal ikke behandles som et.

Hvis du tror, at du er sygdomsramt, bør du straks søge lægehjælp. Du bør aldrig udskyde at søge lægehjælpe, se bort fra en læge, eller afbryde medicinsk behandling på baggrund af informationen i denne bog.

Ingen erklæringer eller garantier

I det omfang gældende love tillader det og med forbehold for nedenstående afsnit, udelukker vi alle erklæringer, garantier og tilsagn relateret til denne bog.

Uden at det berører den generelle anvendelse af det foregående afsnit, repræsenterer, garanterer eller erklærer vi ikke:

o   at informationen i denne bog er korrekt, akkurat, fuldstændig eller ikke-misledende.

o   at brugen af retningslinjerne I bogen vil føre til et bestemt udfald eller resultat.

Begrænsninger og udelukkelse af ansvar

Begrænsningerne og udelukkelsen af ansvar beskrevet i denne sektion og andetsteds i denne ansvarsfraskrivelse: er omfattet af paragraf 6 nedenfor; og regulerer alle forpligtelser, der er følger af ansvarsfraskrivelsen eller i forhold til bogen, herunder kontraktlige forpligtelser, erstatningsret (herunder uagtsomhed), og for overtrædelse af lovmæssige forpligtelser.

Vi vil ikke være ansvarlige over for dig med henblik på eventuelle tab, der udspringer af en begivenhed eller begivenheder uden for vores rimelige kontrolområde.

Vi vil ikke være ansvarlige over for dig med henblik på eventuelle driftstab, herunder begrænsning af tab eller skade på fortjeneste, indtægter, omsætning, anvendelse, produktion, forventede besparelser, forretning, kontrakt, kommercielle muligheder eller goodwill.

Vi vil ikke være ansvarlige over for dig i forbindelse med tab eller ødelæggelse af data, databaser eller software.

Vi vil ikke være ansvarlige over for dig i forbindelse med en speciel, indirekte eller følgeskadestab eller ødelæggelse.

Undtagelser

Intet i denne ansvarsfraskrivelse skal: begrænse eller udelukker vores ansvar for død eller personskade som følge af uagtsomhed; begrænse eller udelukke vores forpligtelser for bedrageri eller svigagtig vildledning; begrænse nogen af vores forpligtelser på nogen made, der ikke er tilladt i forhold til gældende lov; eller udelukke nogen af vores forpligtelser, der ikke kan udelukkes i forhold til gældende lov.

Adskillelse

Hvis et afsnit af denne ansvarsfraskrivelse er dømt ulovlig ved en domstol eller anden kompetent myndighed og dermed ikke kan håndhæves, opretholdes resten af ansvarsfraskrivelsesafsnittene fortsat.

Hvis en del af et ansvarsfraskrivelsesafsnit dømmes ulovligt og ikke kan håndhæves, slettes dette, og resten af afsnittet vil fortsat være gældende.

Lov og jurisdiktion

Denne ansvarsfraskrivelse vil blive underlagt og fortolket i overensstemmelse med schweizisk ret, og eventuelle stridigheder vedrørende denne ansvarsfraskrivelse vil være underlagt de schweiziske domstoles eksklusive kompetence.

Forord

Kære læser,

Jeg vil gerne takke dig for din interesse for min bog! Det faktum, at du holder den i dine hænder er beviser for, at overvægt er et vigtigt emne for dig eller en person tæt på dig. Det var det samme for mig!

Mennesker med "for meget kød på deres knogler" er ofte nødt til at lytte til råd som: "Spis halvt så meget" eller "dyrk noget sport". Du og jeg ved: Det er ikke så let. Overvægt har forskellige årsager, og tanken om at blive set af andre, mens du dyrker sport er det, der gør de fleste mennesker undgå det. Chancerne for at blive bombarderet med passende eller upassende kommentarer er bare alt for høje.

For mange mennesker, der lider af fedme, tænker sport er en rædselsvækkende idé - og ikke fordi vi er dovne eller inaktive. Mange af os frygter simpelthen at blive såret. Og kostvaner har skuffet os igen og igen. Vi bare tror ikke på det længere. I sidste ende, torturere vi bare os selv i flere måneder, bare for at ende med at blive mere overvægtige end nogensinde to eller tre måneder senere.

I denne bog har jeg samlet tolv enkle metoder, som vil hjælpe dig med at tabe uden tunge slankekure eller sport. Hvis du følger disse tilgange i nogen tid, vil du nå dine personlige drømme vægt, afhængigt af din oprindelige og ønskede vægt.

Jeg håber, du har masser af succes med det.

Med venlig hilsen

Dan Hill

Low Carb - Spis få kulhydrater

Har du hørt om "mættende ingredienser"? For noget tid siden, da kød var en sjældenhed i de daglige måltider og de omfattede mættende ingredienser i stedet. Det var vigtigt, da mange mennesker havde at gøre med et hårdt fysisk arbejde. Mættende ingredienser kunne bestå af kartofler, ris, pasta produkter, eller simpelthen brød.

I dag, lever de fleste mennesker under andre omstændigheder. Mange arbejder ved et skrivebord eller andre ikke fysisk krævende opgaver. En "mættende ingrediens" er ren gift for folk med en sådan livsstil. De leverer deres krop med energi, det behøver den ikke, og dermed gemmer det væk for en mangel på alternativer.

Det er derfor, det giver mening at undgå kulhydrater så vidt muligt. Det omfatter brød, pasta, pizza, kartofler, og alt der indeholder sukker. For en ændring af disse ting kan være velsmagende. Men i store mængder er den ansvarlig for overvægt. Videnskabelige undersøgelser har længe vist, at et åbenlys forbrug af kulhydrater har forbindelser til kræft, multipel sclerose, Alzheimers og diabetes. Dr. med. Ulrich Strunz har skrevet en bog om emnet med titlen "Warum macht die Nudel Dumm?«.

Hvis du ønsker at tabe dig, bør du vide, at kroppen kan få energi meget lettere fra kulhydrater end fra fedt. Så længe kroppen har kulhydrater til sin rådighed, vil det ikke forbrænde fedt, og det vil helt sikkert ikke begynde at bruge de fedt depoter den har gemt væk.

Du bør dog ikke kun undgå de åbenlyse kulhydratskilder, men også de skjulte kulhydrats bomber. Vi ved alle, at pasta og wienerbrød indeholder masser af disse ingredienser, værre er at brød, croissanter eller knækbrød. Det klassiske slik, samt kartofler, er kendt for os som rige på kulhydra-ter. Men vi kan også finde skjulte kulhydra-ter i form af sukker i drikkevarer (søde drik-ke, vin, øl, alkohol) samt i flere forarbejdede fødevarer. I sidste ende er mange af dem indeholder sukker og former for sukker som glucose, fructose og dextrose (drue-sukker). Undgå alle produkter, der indehol-der disse ingredienser, og forbered dine måltider med friske råvarer. Hvis du gør det ved du, hvad du spiser. Og med forarbejde-de fødevarer, væn dig til at læse produktin-formationen.

Grøn the

De gavnlige virkninger af grøn te (uden sukker) har længe været kendt i Asien. Den koffein det indeholder driver stofskiftet og dermed forbrændingen af fedt i kroppen (kalorier såvel).

Undersøgelser foretaget af Tokyo-baserede "Health Care Products Research Laboratory" har vist, at såkaldte catechiner i grøn te forhindre lagring af fedt i leveren og andre væv. Og "American Journal of Clinical Nutrition" har udgivet en undersøgelse om fedtforbrænding, hvor de beviser, at en hyppig og passende forbrug af catechiner vil resultere i en bæredygtig fedtforbrænding.

Drik dette i passende mængder, grøn te er en sund drik. Hvis du ønsker at tabe dig, bør du drikke det usødet.

Magnesium

Magnesium spiller en vigtig rolle i forbrænding fedt. Som enzym byggesten og muskel mineraler, har kroppen brug for magnesium i store mængder. Kun med magnesium kan kroppen forbrænde fedt effektivt. Mange eksperter er overbeviste om, at den dårlige balance i de fleste kostvaner kan tilskrives en mangel på magnesium. Takket være de kost restriktioner, tager kroppen endnu mindre magnesium end ellers - og de fleste mennesker forbruge ikke nok magnesium, som det er. Dette har for det meste noget at gøre med det faktum, at mange fødevarer drastisk accelerere magnesium opdelingen. Især Cola (og andre limonade såvel) har næsten intet magnesium - med konsekvenser. Derudover har kroppen brug for mere magnesium i de tider med stress eller under sygdom.

Forskellige kilder anbefaler forskellige forbrugs størrelser. Jeg tog selv 200 milligram ekstra om morgenen og om aftenen i lang tid. Men nu, indtager jeg det dobbelte, og jeg føler mig godt tilpas.

Hvis der er en mangel på magnesium, vil kroppen reducerer fedtforbrændingen. Du begynder at føle dig træt og udmattet. Tegn på magnesiummangel kan være kramper i benene, men det kan også omfatte søvnproblemer.

Chili

Chili er kendt som et varmt krydderi. Nogle former for chili er så varmt, at når man spiser dem rent faktisk kan være usundt for nogle mennesker. Ansvarlig for det er den alkaloid capsaicin i krydderi.

Denne ingrediens fører til at organismen varmer op. Eksperter kalder det termogenese. Dette bruges også af eksperter, men til at skabe chili-baserede midler til at bekæmpe smerte.

Termogenese er en proces, hvor organismen hurtigt laver energi til varme. Og hvis din kost er lav i kulhydrater og fedt, ved hjælp af de fede lagre er den mest fornuftige punkt for angreb. I dette tilfælde, chili er en reel fedt forbrænder. Derudover hæver chili temperaturen. Kroppen reagerer med sveden med henblik på at køle ned og der bruges ekstra energi.

Også har chili antibakterielle og anti-inflammatoriske virkninger og fremmer produktionen af galdesyre, som støtter fordøjelsen og forbrændingen af fedt.

Én vigtigste ingredienser i chili peber er DHC som er blevet undersøgt grundigt i forskellige amerikanske forskningsartikler. Forsøgspersonerne indtog en kapsel af DHC på daglig basis i en længere periode. Det blev klart, at forsøgspersonerne forbrændte dobbelt så meget fedt som sammenligningsgruppen.

På trods af disse vidunderlige egenskaber, bør du ikke indtage for mange (og for varm) chili peber, da de kan skade den orale mucosa og mave.

Ingefær

Svarende til chilipeber, understøtter ingefær metabolismen og varmeproduktionen. Endvidere fremmer den citron-gule rod produktionen af galdesyre, som igen driver forbrændingen af fedt og sørger for, at tunge fødevarer fordøjes lettere.

Ingefær kan endda dyrkes på vores breddegrader. Bare sæt en rod ned i noget jord.

Endvidere indeholder ingefær et stort antal af antioxidanter. Disse binder frie radikaler og forebygger forskellige sygdomme.

Roden indeholder også masser af C-vitamin og calcium, magnesium, jern, kalium, natrium og fosfor. Det er en fantastisk kilde til mikronæringsstoffer.

Protein

Protein er en central faktor for et bæredygtigt vægttab. Under mine kostvaner bemærkede jeg igen og igen, at muskelmasse og vand var de første til der forsvandt. Afhængigt af vandprocenten af kosten, kan dens reduktion være positiv eller negativ. En reduktion af muskelmasse, er dog altid negativ.

Muskler er den vigtigste mekanisme for forbrænding af kalorier. Selv i løbet af natten, hver muskel celle forbrænder energi: 24 timer i døgnet, syv dage om ugen. Hvis vi mister muskelmasse under en diæt, er det som om du tager en vinge fra et fly for at få en lavere startvægt og flyve bedre.

Hvis vi virkelig ønsker os at tabe sig, og gøre vores liv lettere, selv efter kosten, bør vi spise nok protein. Eksperter anbefaler 1,5 til 2,5 gram rent protein pr kg kropsvægt pr dag. Det betyder, at hvis du vejer 100 kg, bør du spise i 150 til 250 gram protein om dagen.

Faktisk kræver kroppen mere energi til at fordøje proteiner end de proteiner, selv leverer.

Desuden hjælper proteinrige fødevarer til at få en følelse af mæthed meget hurtigere.

Selvfølgelig kan du spise proteiner under din normale kost. Fisk, kød eller mælkeprodukter er vidunderlige kilder til protein. Vegetarer og veganere ville bruge tofu og andre produkter. Selv nogle frugter og grøntsager indeholder store mængder protein. Bemærk dog, at fødevarer altid indeholder kalorier og andre ingredienser. Du vil næppe tabe sig, hvis du får dine daglige proteiner gennem sødmælk. En liter sødmælk indeholder cirka 33 gram protein - med en kropsvægt på 100 kg, ville det betyde en "efterspørgsel af mælk" på 4,5 liter om dagen, svarende til mere end 3240 kalorier.

Selv med en let mælk med 0,3 procent fedt, ville du stadig tage i 1800 kalorier ekstra på – I dit daglige kalorie efterspørgsel en voksen.

Flere og flere producenter er vi begyndt at tilbyde funktionelle fødevarer, der indeholder store mængder af protein eller protein-erstatninger. Der er ikke noget, der ville tale imod det. Faktum er dog, at mange producenter ikke kun tilføjer proteiner til disse fødevarer, men også store mængder af sukker af enhver art (kulhydrater), og selv konserveringsmidler. Læs oplysningerne i kapitlet "undgå tilsætningsstoffer".

En anden mulighed er anvendelse af protein i forbindelser med sports kost. Mange af disse produkter indeholder høj kvalitets valleprotein. Hvis du ikke opfylder dit protein behov gennem normal mad og drikke, kan du tag disse produkter. Også de indeholder kalorier og forskellige tilsætnings-stoffer selv.

Sådanne drikkevarer er lavet til folk, der laver masser af sport og dermed bruger meget energi (kalorier). Det betyder, at du skal holde øje med kalorier og tilsætningsstoffer i produktet af dit valg. Store mængder af sukker og kunstige sødemidler som aspartam er ikke en sjældenhed. Tag et godt kig, det vil betale sig.

Citroner

En af de mest effektive anlæg til at tabe vægt er citron. Det er overraskende, at det ikke er brugt i flere kostprogrammer. Denne frugt har en masse at byde på.

Drik den friskpresset saft af to citroner hver dag. Dette understøtter fedt forbrænding i kroppen betydeligt. Eller spise to citroner for også at bruge værdifulde pulp.

Saften kan fortyndes i vand - bare lav din egen limonade! Du bør dog ikke forsøde det. Og hvis du skal, så gør det med Stevia.

Citron vil hjælpe dig på flere måder:

- Fordøjelsen forbedres
- Metabolismen bliver understøttet (og dermed forbrænding af kalorier)
- Blodtrykket er optimeret
- Kolesterolniveauet reduceres
- Immunsystemet er forbedret

- Blodkarrene blive mere fleksibel

Derudover er der forskning, der tyder på citroner forhindre væksten af kræftceller. Også disse frugter er rige på c-vitamin. Dette vitamin bliver brugt af vores krop i over 300 processer. Populære eksperter har anbefalet, i løbet af de sidste par år, for at øge indtaget af vitamin C betydeligt for at undgå forskellige sygdomme.

Hvis du spiser citroner i løbet af flere dage, vil du hurtigt opdage, at din krop vænner sig til det, og frugterne ikke længere er så sure for dig.

Citronen er, på den måde, metaboliseres dybest set, hvilket er gode nyheder for folk, der lider af hyper-surhed.

Grøn kaffe

Grøn kaffe, dvs. ikke ristede kaffebønner, har et højt indhold af koffein. Dette driver stofskiftet og med den de fedtbrændings processer. Samtidig indeholder det massere af saltsyre. Baseret på dette er der forskellige produkter med grøn kaffeekstrakt, der tilbydes i butikkerne. Efter min mening, har forfatteren Peter Carl Simons ret, når han siger i sit arbejde, at i stedet for at drikke det ofte meget dyre ekstrakt, kan man simpelthen drikke grøn kaffe.

Saltsyre er et vigtigt stof til at understøtte vægttab. Derudover er det forhindrer kroppen i at tage sukker og fedt. Ved ristning af kaffe, er det imidlertid ødelagt til en stor del, hvorfor der næppe noget af det tilbage i "normal kaffe".

Nogle forskningsresultater viste tegn på, at grøn kaffe også positivt påvirker blodsukkeret. Og en undersøgelse fra University of Scranton fra 2012 bekræfter, at mennesker, der drikker grøn kaffe kan miste 10 procent af deres vægt, selv uden at ændre noget andet om deres kost. Yderligere forskning gav ligeledes imponerende resultater.

Grøn kaffe kan nydes som et alternativ til almindelig kaffe til samme pris.

Undgå tilsætningsstoffer

Kender du fødevarer, som producenterne hævder, at de er laktosefri, glutenfri, indeholder ingen kunstige sødestoffer eller ingen fedt? Mange internationalt industrielle fødevareproducenter trækker i kunder med sådanne krav. I mellemtiden er det sagt, at der er oprettet i henhold etiketter.

Dybest set er der ikke noget, der ville tale imod en producent som fremhæver visse ingredienser i et produkt. Han er selv forpligtet til at anføre alle ingredienser ved lov. Men hvis de er trykt på emballagen med store bogstaver, skal du huske på følgende:

Hvis et produkt er "laktosefri" eller "glutenfri", betyder det ikke nødvendigvis, det er sundt – det modsatte kan endda være tilfældet! "Uden tilsat sukker" betyder ikke at der er ingen sukker i det, men blot, at der ikke var nogen tilsat sukker. Og det vel ikke sige noget om værdien af det produkt, for dit helbred. Selv "fedt fri" betyder ikke altid sundt.

Alle reklamer prints giver grund til at være opmærksom. Laktose og gluten bliver ofte erstattet med andre stoffer, som vi ikke selv ønsker i vores mad. Og i andre tilfælde også, det er fornuftigt at læse op på, hvad producenterne bringer til din tallerken. Når du er i tvivl, så hold dig til friske og naturlige fødevarer.

Drik vand

Det er sandsynligvis den enkleste metode til at tabe sig er at erstatte alle dine drikkevarer med vand. Det kan være, den kaffe til morgenmad, varm chokolade, energi drikke, sodavand, øl, eller vin efter arbejde. Alle af dem indeholder kalorier, og de fleste af dem ikke et lille beløb. Simpelthen ved at undgå disse drikke, kunne de fleste mennesker reducere deres kalorieindtag med op til 50 procent - og det vil hurtigt blive synlige på skalaen.

Når jeg taler om "vand", mener jeg den væske, som vandværkerne sender gennem vores rør, og ikke kulsyreholdigt mineralvand. På den ene side er kuldioxid en syre. Det syrnet bogstaveligt vores krop, som kan have negative virkninger på mange organiske processer, der understøtter vægttab. Også vand fra hanen er ikke værre end de fleste dyre mineralvand i de fleste områder.

Hvis du er i tvivl, så spørg på dit lokale vandværk. Samtidig kan du forhindre en masse miljøskader skabt af transport af flasker omkring halvdelen kloden. Det er bedst at bare drikke det vand, du har ved hånden, som mange bruger til deres kaffe eller te alligevel.

Sov dig selv tynd

I 2004 Clinical Research Center ved University of Chicago udførte en forskning, hvor nattesøvn af testpersoner blev reduceret. Så lidt som to nætter med fire timers søvn gav dramatiske resultater. Den søvnmangel øger sult med 24 procent, og appetitten med 23 procent. Testpersonerne især beder søde og salte fødevarer med mange kulhydrater og et højt indhold af kalorier.

Den internationalt anerkendte søvn forsker professor Eva Van Cauter beviser, at folk, der lider af søvnmangel udvikler en glubende appetit for kulhydrater som brød, pasta eller slik.

Samtidig, bliver disse mennesker mindre villige til at arbejde i løbet af dagen. Som et resultat, er de bevæger sig mindre og bruger mindre energi (kalorier).

Resultaterne fra disse observationer kunne bekræftes gennem en blodanalyse: Folk, der sov mindre havde et underskud i satiating hormon leptin med 18 procent, og en stigning i appetit hormonet ghrelin med 28 procent.

Hvis du sover ofte og længe nok, har du en meget lavere risiko for fedme i overensstemmelse med disse forskningsresultater. Hvad du gør med denne information er op til dig.

Tænk dig selv tynd

Hvad tænker du om dig selv? Måske har du hørt, at tænkning påvirker virkeligheden. Og i virkeligheden, fede mennesker, især har problemer med at forestille sig selv som andet end "fedt".

Kommentare fra omgivelserne - party velmente - vise dem igen og igen, hvordan andre vurderer deres krop. Efter nogen tid, giver mange mennesker op. De føler sig som de tabte til deres egen fedme og kan ikke gøre noget ved det. Henry Ford, grundlæggeren af den automotive corporation af samme navn, sagde: "Uanset om du tror, du kan eller ikke kan gøre noget, så har du ret."

Du kan ikke tabe dig, hvis du vælger at "bare prøve det". Det har at gøre med din holdning. Hvis du "prøver" noget, accepterer du, at du ikke kan blive en succes - og det er hvad der vil ske. Kun hvis du forestille dig, at der ikke er noget alternativ til at tabe sig, vil du gøre netop det: "Tabe".

Desuden sagde Henry Ford: "Der er flere mennesker, der giver op, end dem, der mislykkes." Ja, mange mennesker er overvægtige, fordi de bare give op. Jeg ønsker ikke at udelukke mig selv fra dem - jeg var den samme.

Mange mennesker bringer et stort antal kilo til omfanget vil også genkende dette mønster i andre områder af deres liv. De giver op og tænker: "Jeg kan ikke gøre det alligevel" eller "Jeg vil ikke gøre det alligevel". Eller det værste: "Jeg vil bare give det en chance".

Stop det! Du må ikke tænke på fiasko fra starten! Tror ikke om muligheden for det "ikke arbejder", men fokuserede på at nå dit mål.

Glæd dig til alle de ting, du kan gøre, når du har skaleret dit højdepunkt. Forestil dig dit nye liv! Det er faktisk meget nyttigt at skabe billeder eller collager om, hvordan dit liv vil være på din drøm vægt. Forkæl dig selv med dine vildeste drømme.

Hvad skal der blive af:

- Partnerskab / Kærlighed / Seksualitet
- Familie
- Vennekreds
- Faglige situation
- Anerkendelser fra dine omgivelser
- Fysisk velvære
- Sundhed
- Held
- ...

Hvorfor skulle du ikke være i stand til at gøre noget tusindvis af andre mennesker kunne gøre selvom det er en meget tungere end dig?
Forstå mig korrekt: Denne opgave handler ikke om at flygte ind i en drømmeverden. Det ville betyde at give op igen. Det handler om bevidst at vide hvorfor du påtager opgaven med at tabe dig. Og hver ændring i vægt er stress og indsats. Af svaret på hvor-

for spørgsmålene, får du din motivation. Fantasien, hvad du vil gøre, når du forlader de hårde tider bag dig, vil hjælpe overvinde tilbageslag.

Forestil dig en top atlet. Hvilke resultater tror du en rytter, en sprinter eller en Formel 1 racerkører ville få, hvis han gik ind til konkurrencen med ordene "bare prøve det"? Forestil dig Michael Schumachers karriere, har han netop startet hvert løb med tanken om "bare at gøre det på en eller anden måde". Vinderne er på talerstolen fra starten. De føler det snurre i champagne brusebad på deres hud og tilkendegivelser af publikum. Hvis du ikke føler at du, ønsker det, og er besat af det, vil du aldrig få det.

Du er nødt til at motivere dig selv på samme måde, hvis du ønsker at nå din ønskede vægt. Vær klar til de hårde opgaver, og accepter den ene eller den anden dispensation. Hvis du formår at motivere dig selv, vil du nå din ønskede vægt, og overvinde alle hindringer på vejen.

Det jeg vil sige: Ikke gem dig!

Bogen har titlen "Vægttabet uden sport", og jeg ønsker at holde dette løfte. Vi ved alle, at sporten i passende mængder er en god ting, og hjælper med at holde din krop sund. Dog vil jeg ikke anbefale nogen øvelser til dig her.

Hvad jeg vil anbefale dig, er imidlertid ikke at gå den letteste måde, og vigtigst: ikke at gemme sig væk.

En af mine dejlige bekendte, Sonja, fik af vide af mange mennesker fra starten: "Du er fed!", "Du er grim!", "Tab dig nu!", Og mange flere ting fede mennesker høre dag efter dag. Hvis du er udsat for sådanne bemærkninger ofte, forsøger du at undgå dem. Sonja forlod hendes hus mere og mere sjældent, og selv fik hendes dagligvarer leveret. Hun ville have haft mere kontakt til omverdenen, hvis hun havde begået en forbrydelse og gået til fængsel.

Hendes liv var begrænset til hendes lille 50 kvm lejlighed, hvor hun boede og tjente penge fra hjemmet. Når hun ikke arbejdede, sad hun for det meste sad foran fjernsynet og så på verden, hun lukkede sig ud af. Sammen med mangel på bevægelse, havde hun stigende frygt for "verden derude". Hendes ensomhed, frygt og sorg fører til at hun spiser endnu mere. Sonja tog mere på i vægt. Da hun aldrig gik ud for at købe tøj, hun beordrede dem fra en amerikansk distributør for overdimensionerede tøj, eller havde stykker skræddersyede af online skræddere.

En dag bemærkede Sonja en tung smerte, hun forsøgte at få det bedre selv i frygt for at gå til lægen, hvor folk nedsættende kunne se ned på hende. Først da smerten blev for uudholdelig, hørte hun en læge, som straks sendte hende på hospitalet. Sammen med den lægehjælp, fik hun psykologhjælp, der fortsatte efter hendes hospitalsophold. Behandlere hjalp hende, så i dag hun kan forlade huset igen. Sommetider siger Sonja, at

Gud sendte hende smerten for at redde hendes liv. Nu har hun mistet halvdelen af sin overvægt, og arbejder på at tabe resten.

I dag Sonja ved, hvad hun havde gjort for sig selv, da hun besluttede at gemme sig. Hvis du føler en lignende måde, konsultere en coach eller en ernæringsekspert, der kan støtte dig.

De daglige aktiviteter

Selv uden at lave "sport", kan du være aktiv på en eller anden måde. Vær ærlig: Har du ofte kørt korte afstande på et par hundrede meter i bil? Har du altid tage elevatoren trods der er en trappe lige ved siden af den?

Hvis du ønsker at tabe dig, bliver du nødt til at ændre dit forhold til din krop trin for trin. Tag trappen en gang imellem, især hvis det er blot en eller to etager. Efterlad din bil i indkørslen en gang imellem. Tag nogle ekstra skridt, eller køb ind i butikkerne, der ikke har en kunde parkeringsplads. Kort sagt: Prøv at afskaffe automatik. Nogle mennesker har vænnet sig til aldrig at flytte sig hvis bevægelsen kan gøres med en maskine. Andre refleksivt tager deres foretrukne øl fra køleskabet, før de tømmer indkøbsposerne.

Det er også meget godt at bare tage en tur på en halv time. Udforsk et området uden besvær, eller gå på vindue-shopping - efter butikkerne har lukket, så der er mindre fristelse. Find en hobby, der får dig ud af dit hus. Kender du geocaching? Det er sjovt for hele familien, og du behøver ikke at være særlig sporty (afhængigt af den valgte destination). På internettet kan du finde masser af oplysninger om det. Eller spørg din nabo, hvis du kan tage deres hund på en tur en gang imellem.

Som jeg sagde, det handler ikke om du pludselig bliver en top atlet. Men du skal starte, skridt for skridt, med at flytte dine knogler og muskler noget mere. Og finde ud af, hvad der er sjovt for dig.

Kirurgiske metoder til vægt-tab

Flere og flere mennesker vælger at komme under kniven for at mestre deres overvægt gennem kirurgi. Et kort ophold på hospitalet virker som den nemmeste måde at løse problemet.

Men hver operation kommer med risici, og for en person med betydelig overvægt, de komplikationer er meget større end for sunde mennesker. Mange ignorerer det.

Under hele vores liv har vi hørt, at fede mennesker lever et kortere liv. Død ved operation, eller større fysiske skader, virker som en tålelig risiko. Efter operationen, kunne vi have en normal vægt, så vi kan leve et længere, sundere og bedre liv.

Desværre er det svært at finde pålidelige tal for succes og fiasko for operationsmetoder af denne art. Det er et faktum dog, at mange mennesker har betalt for sådanne foranstaltninger med deres helbred eller deres liv. I mange tilfælde succesen var bare midlertidigt, og fedmen tilbage - på samme måde som kost - efter kort tid.

Den schweiziske kost træner Christoph Bisel, der ser efter sygeligt fede mennesker i hans kontor og understøtter dem også online, rapporterer sine egne erfaringer i sin imponerende bog "I was a beached whale":

Jeg startede år 2014 med en vægt på 105 kg. Husk, at jeg havde nået mit maksimum "kamp vægt" mere end et årti tidligere, da jeg vejede i alt 158 kg. Hvad fulgte var de før nævnte operationer. En af dem i år 2000 har en komplikation, som næsten løste alle mine problemer permanent. De seneste år medbragte klart en tendens til stigning.

Jeg havde mistet en del af min tarm på grund af en bristet sutur med efterfølgende bughindebetændelse, som næsten satte en stopper for min "jordiske lidelse". På dette punkt, jeg må tilstå, at jeg altid har elsket. En anden bivirkning af gastrisk

46

bypass var en drastisk vægttab, der bragte mig ned til et sted omkring 63 kg, hovedsagelig på grund af min svage rammer og ikke at indtage føde. Så snart jeg var kommet fra virkningerne af operationen, min krop gradvist, men vedholdende holdes snuppe de tabte kg på igen. I begyndelsen af dette år indså jeg, at tingene ikke kunne gå på den måde. Jeg bestemt ikke lyst til at komme tilbage på 350 £ mærket! Jeg tror, jeg er en ekspert på alle spørgsmål i forbindelse med at være fedt, herunder eventuel du nogensinde vil læse i en bog, eller erfaring, det være sig personligt eller blandt venner eller bekendte. Under alle omstændigheder har det helt sikkert været nok erfaring til at vide udmærket hvordan absolut irriterende det er at leve en `s liv som en" strandet hval ". Nogle overvægtige mennesker kan benægte, at, ligesom jeg gør, når noget er på spil. Men lad os være ærlige og enige om, at fordelene ved at være fedt er ret begrænsede.

I mellemtiden vejer nu I mindre end 108 kg. Det har været mere end 20 år siden min skala sidst viste, at nummer. Betyder det, at jeg skulle stadig betragtes som et strandet hval? Nå, objektivt set kan sige dette er en klar ja. Min BMI (body mass *index) stadig ligger i en region, der er almindeligt anset for at være patologisk. Hvorimod jeg føler ligefrem slank når jeg tænker på hele den måde, jeg er kommet i bestræbelserne på at optimere min vægt. Efter alt det synes at være, at overvægt er et relativt begreb.*

Jeg kender ikke din sag, hvilket er grunden til jeg ikke kan sige, om en operation giver mening for dig. Hvad jeg kan fortælle dig er: ALDRIG gå ind i en operation, fordi det virker som den nemmeste måde!